Vijaylaxmi Mendigeri

Assimetria dento-facial em indivíduos com padrão de crescimento vertical

Vijaylaxmi Mendigeri

Assimetria dento-facial em indivíduos com padrão de crescimento vertical

Crescimento Vertical

ScienciaScripts

Imprint

Any brand names and product names mentioned in this book are subject to trademark, brand or patent protection and are trademarks or registered trademarks of their respective holders. The use of brand names, product names, common names, trade names, product descriptions etc. even without a particular marking in this work is in no way to be construed to mean that such names may be regarded as unrestricted in respect of trademark and brand protection legislation and could thus be used by anyone.

Cover image: www.ingimage.com

This book is a translation from the original published under ISBN 978-620-2-05284-9.

Publisher:
Sciencia Scripts
is a trademark of
Dodo Books Indian Ocean Ltd. and OmniScriptum S.R.L publishing group

120 High Road, East Finchley, London, N2 9ED, United Kingdom
Str. Armeneasca 28/1, office 1, Chisinau MD-2012, Republic of Moldova, Europe
Printed at: see last page
ISBN: 978-620-7-70413-2

ÍNDICE

RESUMO 2

CAPÍTULO 1. INTRODUÇÃO 4

CAPÍTULO 2. FINALIDADES E OBJECTIVOS 6

CAPÍTULO 3. REVISÃO DA LITERATURA 7

CAPÍTULO 4. MATERIAIS E MÉTODOS 12

CAPÍTULO 5. RESULTADOS 24

CAPÍTULO 6. DEBATE 30

CAPÍTULO 7. CONCLUSÃO 35

CAPÍTULO 8. RESUMO 36

BIBLIOGRAFIA 38

Anexo 41

RESUMO

Contexto e objectivos: As estruturas dentofaciais têm de ser avaliadas em três planos espaciais (sagital, transversal e vertical), o que ajuda a diferenciar as discrepâncias dentoalveolares e esqueléticas e a avaliar a sua contribuição relativa para a criação da má oclusão. É também essencial para desenvolver um diagnóstico e um plano de tratamento abrangentes.[1]

Os indivíduos de face longa são caracterizados por uma variação de crescimento no plano vertical. Os padrões faciais verticais podem desempenhar um papel importante no crescimento transversal da maxila e da mandíbula.[6]

O estudo foi realizado com os seguintes objectivos:

1. Determinar e avaliar a extensão das assimetrias dentoalveolares bilaterais em indivíduos de face longa.

2. Determinar e avaliar a assimetria esquelética em indivíduos de face longa.

Metodologia: Foram seleccionados indivíduos do grupo etário 18-25 anos de acordo com os critérios de inclusão e exclusão. Foram efectuados um cefalograma lateral, um cefalograma frontal e moldes de estudo. Um total de 60 indivíduos (30 do sexo masculino e 30 do sexo feminino) com padrão de crescimento vertical (eixo Y superior a 60° e rácio de Jarabak inferior a 56%) foram considerados para o estudo.

Foram realizadas 16 medidas cefalométricas e 6 medidas de gesso dentário para avaliação. Os dados obtidos foram avaliados estatisticamente através do teste t de Student, e a análise estatística foi efectuada com recurso a software estatístico (SPSS for Windows, versão 15.0).

Resultados: Todos os parâmetros cefalométricos mostraram dominância do lado direito. Todos os parâmetros mostraram dominância masculina e as diferenças foram estatisticamente significativas.

Nos homens, os valores de Co-Me, Co-MSR e ângulo goníaco apresentaram diferença estatisticamente significativa, mas nas mulheres a diferença não foi estatisticamente significativa. No entanto, no sexo masculino, o valor de Me-MSR e a linha média da arcada dentária inferior não apresentaram diferença significativa, mas no sexo feminino a diferença foi estatisticamente significativa.

Todos os valores das cordas das arcadas (medidas do molde dentário) sugeriram uma dominância do lado esquerdo, tanto no sexo masculino como no feminino, exceto a corda mandibular 1-3, que sugeriu uma dominância do lado direito. Foi observada uma diferença significativa em relação às cordas maxilar e mandibular 1-6, tanto no sexo masculino como no feminino.

Interpretação e conclusão:

- Existem variações na simetria facial nos lados direito e esquerdo em indivíduos de face longa.

- A mandíbula é mais assimétrica do que a maxila.

- Foi encontrada uma dominância consistente do lado direito em todas as medidas cefalométricas mandibulares, tanto no sexo masculino como no feminino.

- Todos os parâmetros revelam uma dominância masculina.

- A linha média da arcada dentária inferior está deslocada para o lado direito nas mulheres.

- A assimetria dentoalveolar existe em indivíduos de face longa.

- Os acordes maxilares e mandibulares 1-6 apresentaram dominância do lado esquerdo tanto no sexo masculino como no feminino.

Palavras-chave: Assimetria facial; Radiografia cefalométrica póstero-anterior; Dimensão transversal.

CAPÍTULO 1. INTRODUÇÃO

As estruturas dentofaciais têm de ser avaliadas em três planos espaciais (sagital, transversal e vertical), o que ajuda a diferenciar entre discrepâncias dentoalveolares e esqueléticas e a avaliar a sua contribuição relativa para a criação da má oclusão. É também essencial para desenvolver um diagnóstico e um plano de tratamento abrangentes.[1]

A maioria dos dados normativos tem-se baseado nos aspectos sagitais das estruturas dentofaciais, com a ênfase atual no diagnóstico ortodôntico obtido a partir de informações das radiografias cefalométricas póstero-anteriores (P-A). No entanto, a avaliação também é necessária na dimensão transversal para uma avaliação dentofacial abrangente.[2]

Os problemas transversais são uma grande preocupação para o ortodontista e têm sido mencionados como tendo grande potencial de recidiva.[3,4] A análise dos componentes verticais, apesar de ser facilmente visualizada a partir de radiografias cefalométricas sagitais, não pode ser totalmente compreendida sem o auxílio de uma radiografia cefalométrica P-A, pois as assimetrias verticais bilaterais só podem ser avaliadas a partir de uma vista frontal.[2]

A revisão da literatura sobre o diagnóstico ortodôntico fornece apenas um esboço do tratamento das dimensões faciais transversais. Além disso, os estudos de crescimento facial que incluem o componente transversal são ainda mais escassos. Em relação ao diagnóstico e ao tratamento, a especialidade tem se preocupado predominantemente com as relações verticais e sagitais das estruturas dentofaciais. Os estudos disponíveis não incluem uma análise detalhada das radiografias cefalométricas P-A.[2]

Os indivíduos de face longa são caracterizados por uma variação de crescimento no plano vertical. O padrão de crescimento vertical inclui altura facial total aumentada, especialmente a altura facial inferior, ângulo do plano mandibular elevado, rotação mandibular no sentido dos ponteiros do relógio, ramo mandibular curto e ângulo goníaco elevado.[5]

Os padrões faciais verticais podem desempenhar um papel importante no crescimento transversal da maxila e da mandíbula.[6]

Assim, este estudo foi planeado e concebido para a avaliação da simetria esquelética e dentária em indivíduos de face longa. Os dados obtidos dar-nos-ão uma visão das relações esqueléticas e dentárias no plano transversal nestes indivíduos.

CAPÍTULO 2. FINALIDADES E OBJECTIVOS

O estudo foi realizado com os seguintes objectivos:

3. Determinar e avaliar a extensão das assimetrias dentoalveolares bilaterais em indivíduos de face longa.

4. Determinar e avaliar a assimetria esquelética em indivíduos com face longa.

CAPÍTULO 3. REVISÃO DA LITERATURA

Foi efectuado um estudo utilizando cefalogramas póstero-anteriores (PA) de 43 indivíduos indianos (29 homens e 14 mulheres) com idades compreendidas entre os 18 e os 25 anos, com uma média de 21 anos e 6 meses. Observaram que mesmo os rostos normais, agradáveis e simétricos, apresentavam assimetria esquelética, o que sugere que os tecidos moles, nesses casos, tentavam minimizar a assimetria subjacente. A assimetria da face estava presente mesmo na presença de excelente oclusão com linhas médias coincidentes.[7]

Foi realizado um estudo para analisar 308 crianças caucasianas normais (154 rapazes e 154 raparigas) em três grupos etários: 6 anos de idade, 12 anos de idade e 1 criança de 8 anos de idade, com o objetivo de avaliar o grau de assimetria através da antropometria. No seu estudo, a assimetria foi considerada um achado comum, mas as diferenças médias entre as medidas da direita e da esquerda foram ligeiras (3 mm ou 3%), sendo o lado direito maior. A maior quantidade de assimetria (69 2%) foi observada no terço superior da face.[8]

Análise de Grummons - Uma análise cefalométrica PA comparativa e quantitativa não relacionada com dados normativos. A análise foi fornecida em 2 formas - análise de assimetria abrangente e sumária. Envolveu

a. Construção de planos horizontais: foram construídos 4 planos para mostrar o grau de paralelismo e simetria das estruturas faciais.

b. Uma linha de referência médio-sagital da crista galli através da ANS até à zona do queixo

c. Análise da morfologia mandibular: foram formados triângulos do lado direito e esquerdo entre Co, Ag e Me A linha vertical de ANS a Me visualizou a MSP na face inferior. A morfologia mandibular foi então comparada em ambos os lados usando valores lineares, ângulos e anatomia.

d. Análise de comparação volumétrica: foram calculados dois volumes (polígonos) a partir da área definida por cada Co-Ag-Me e da intersecção da perpendicular de Co com a MSR. Estes dois polígonos foram depois sobrepostos com um computador e foi obtido o valor percentual de simetria.[9]

Foi efectuado um estudo para determinar as assimetrias faciais e da arcada dentária em pessoas com má oclusão de Classe II e pessoas com oclusões normais. Concluíram que foi observada uma discriminação significativa entre os dois grupos, as variáveis que descrevem a assimetria da região dentoalveolar da mandíbula parecem ser os principais contribuintes para a diferença obtida e a assimetria da região dentoalveolar maxilar parece ter uma contribuição secundária.[1]

Foi utilizado um método cefalográfico de raios X para analisar 52 rostos de adultos brancos excecionalmente bem equilibrados quanto à assimetria esquelética na projeção póstero-anterior (PA). Foram construídas três linhas faciais frontais utilizando pontos de referência esqueléticos bilaterais: órbita latero-superior (LO), zigoma lateral (Zyg) e gónio (Go). Todos os indivíduos demonstraram assimetrias mensuráveis. Os dados revelaram uma menor assimetria e uma maior estabilidade dimensional à medida que o crânio é aproximado. Foi observada uma ligeira tendência para a dominância do lado direito, mas não estatisticamente significativa.[10]

Foram estudadas 160 amostras de controlos em série do Burlington Growth Centre, utilizando registos longitudinais de homens e mulheres nas idades de 6, 9, 12, 14 e 16 anos. Verificaram que existia uma tendência de crescimento notável da dominância do lado esquerdo para o lado direito no comprimento mandibular médio de ambos os sexos. Verificaram também que, aos 6 anos de idade, no sexo masculino, o lado esquerdo da mandíbula era maior do que a média. Aos 12 e 14 anos, nos homens, não havia diferença significativa e, aos 16 anos, o lado direito tornava-se mais comprido. Nas mulheres, o lado direito tornou-se mais comprido do que o esquerdo aos 12 anos de idade e, exceto aos 12 anos de idade, o comprimento médio da mandíbula dos homens era superior ao das mulheres.[11]

Foram tiradas fotografias de perfil frontal e lateral de 108 jovens adultos saudáveis (57 homens e 51 mulheres), seguindo um protocolo padronizado, e foi medida a simetria da face. Concluíram que ambos os sexos eram geralmente simétricos. As pessoas que eram assimétricas compensavam a sua aparência alterando a postura da cabeça em relação ao chão. Os resultados deste estudo demonstraram a necessidade de uma reavaliação cuidadosa dos protocolos fotográficos normalizados.[12]

Foi efectuado um estudo para quantificar a fiabilidade inter e intra-examinador de 52 pontos de referência do cefalograma póstero-anterior comummente utilizados. Os resultados mostraram que existe uma variação considerável na magnitude do erro com diferentes valores horizontais e verticais. O erro de identificação dos pontos de referência entre examinadores foi significativamente maior do que o erro intra-examinador para muitos pontos de referência.[13]

Um novo método de quantificação da assimetria facial foi desenvolvido e aplicado a um grupo de 80 adultos jovens, saudáveis, brancos e sem alterações cranio-faciais, dentárias ou mandibulares. O método calculou um vetor de assimetria que permite tanto a quantificação da assimetria como a sua direção 3D. Para cada sujeito, foram seleccionados 16 pontos de referência faciais padronizados de tecidos moles. Os resultados mostraram que existia um certo grau de assimetria facial dos tecidos moles tanto nos indivíduos como na população global e que era evidente especialmente nos terços médio (tragus) e inferior (gonion) da face e que o lado direito da face era maior do que o lado esquerdo.[14]

Foram examinados a frequência, o local, a quantidade e a direção da assimetria facial em adultos humanos com prognatismo mandibular de 220 jovens adultos japoneses que tinham má oclusão esquelética de Classe III. Os resultados mostraram que a assimetria facial foi encontrada frequentemente e de forma mais evidente no maxilar inferior. A deslocação lateral para o lado esquerdo da face ocorreu mais frequentemente do que para o lado direito.[15]

Um estudo comparou a medição da assimetria mandibular através da digitalização dos contornos mandibulares a partir de fotografias faciais padronizadas e radiografias cefalométricas póstero-anteriores. Foram utilizados quatro rácios no cálculo da assimetria: área, perímetro, compacidade e momento. Foi encontrada uma relação significativa para três rácios entre as medidas das fotografias e das radiografias. Diferentemente de outras análises cefalométricas para assimetria mandibular, a digitalização dos contornos mandibulares a partir do método de radiografia cefalométrica póstero-anterior evita os problemas de identificação de pontos de referência, apresentando assim um método clinicamente útil para quantificar a assimetria.[16]

Foi efectuado um estudo comparativo para visualizar a inclinação vestibulolingual dos dentes posteriores em indivíduos com um padrão de crescimento horizontal (altura da face anterior inferior proporcionalmente curta) com a dos indivíduos com um padrão de crescimento vertical (altura da face anterior inferior proporcionalmente longa). Os resultados mostraram que os dentes posteriores superiores de indivíduos com padrão de crescimento vertical apresentaram uma inclinação vestibular significativamente maior em comparação com os de indivíduos com padrão de crescimento horizontal. No entanto, não houve diferenças estatisticamente significativas nas inclinações dos dentes posteriores mandibulares entre os dois grupos.[5]

Foi efectuado um estudo para investigar o crescimento transversal da maxila e da mandíbula em indivíduos do sexo feminino não tratados com ângulos do plano mandibular baixos, médios e altos, longitudinalmente, entre os 6 e os 18 anos de idade. Concluiu-se que o padrão facial vertical pode desempenhar um papel importante no crescimento transversal da maxila e da mandíbula.[6]

Foi efectuado um estudo para investigar a assimetria angular horizontal da face utilizando fotografias frontais. Concluíram que a medição das angulações horizontais de fotografias frontais de rostos pode ser utilizada para avaliar a assimetria facial.[17]

Foi realizado um estudo para quantificar as assimetrias esquerda-direita nas relações dentárias de amostras de pacientes ortodônticos de rotina, estudados de acordo com a classificação de má oclusão de Angle. O estudo concluiu que a assimetria bilateral é predominante na oclusão de pacientes ortodônticos de rotina.[18]

Foi realizado um estudo para obtenção de valores médios para as medidas cefalométricas da análise cefalométrica de Jarabak em indivíduos negros brasileiros que apresentavam relação molar classe I, com sobressaliência e sobremordida normais, apinhamento ou espaçamento dentário leve ou ausente e sem histórico de tratamento ortodôntico. As medidas cefalométricas obtidas no presente estudo foram semelhantes aos padrões de Jarabak, com exceção da média S-N no sexo feminino, que se mostrou significativamente menor do que o padrão.[19]

Foi realizado um estudo para avaliar a relação entre a largura da arcada dentária e a morfologia facial vertical em adultos não tratados. Concluiu-se que a largura da arcada dentária estava associada ao sexo e à morfologia vertical da face. Assim, sugeriu-se o uso de fios de arco individualizados de acordo com a forma e a largura do arco pré-tratamento de cada paciente durante o tratamento ortodôntico.[20]

CAPÍTULO 4. MATERIAIS E MÉTODOS

Este estudo foi realizado no Departamento de Ortodontia e Ortopedia Facial do A. B. Shetty Memorial Institute of Dental Sciences, Mangalore, com o objetivo de determinar e avaliar a extensão da assimetria esquelética e dentoalveolar em indivíduos de face longa, utilizando os seguintes materiais e métodos (Figura 1).

Fonte de dados

60 indivíduos (30 do sexo masculino e 30 do sexo feminino) com idades compreendidas entre os 18 e os 25 anos, que visitavam o Departamento de Ortodontia e Ortopedia Facial do A. B. Shetty Memorial Institute of Dental Sciences, foram seleccionados de acordo com os seguintes critérios para indivíduos de face longa (Figuras 2 e 3).

Critérios de inclusão

1. Indivíduos de face longa clinicamente óbvios.

2. Indivíduos na faixa etária de 18-25 anos.

3. Dentição permanente completa (com exceção de 3ʳᵈ molares).

4. Sujeitos dispostos a participar no estudo.

Critérios de exclusão

1. Indivíduos com tratamento ortodôntico / cirúrgico prévio.

2. Indivíduos com síndrome craniofacial, fenda labial e palatina.

3. Indivíduos sem história de infeção nasal ou sinusal crónica.

4. Indivíduos com assimetria clinicamente óbvia.

5. Indivíduos com perturbações ou traumatismos da ATM.

6. Caso mutilado, falta de molar/ incisivos.

7. Apinhamento anterior superior e inferior grave.

<u>**Método de recolha de dados**</u>

Os indivíduos que preenchiam os critérios acima referidos foram convidados a participar no estudo.

Os indivíduos seleccionados foram informados sobre os procedimentos e, com o seu consentimento escrito, foram realizados cefalogramas laterais, cefalogramas póstero-anteriores (P-A) e moldes de estudo para avaliação.

As radiografias foram efectuadas em condições padronizadas, com o plano horizontal de Frankfort mantido paralelo ao chão e o plano médio-facial mantido na posição vertical, utilizando o aparelho radiográfico Planmeca PM 2002 cc Proline (Planmeca, Finlândia). A distância entre o eixo transporionico e a película foi mantida constante para cada sujeito, de modo a minimizar o erro de ampliação. O raio central do raio X passou pelo centro do plano médio-agital, de modo a que a ampliação dos lados direito e esquerdo da face fosse a mesma.

Os cefalogramas laterais e os cefalogramas póstero-anteriores (P-A) foram traçados em papel de acetato de 0,003 polegadas com lápis de chumbo 2H. Todos os traçados foram efectuados pelo mesmo operador, a fim de evitar erros entre operadores.

O cefalograma lateral foi traçado e o rácio de Jarabak e o eixo Y foram medidos. Os indivíduos com um rácio de Jarabak inferior a 56% e um eixo Y (N-S-Gn) superior a 60° foram seleccionados para o estudo.

Foram identificados os seguintes pontos de referência para a análise de Grummon[11] no traçado cefalométrico póstero-anterior (P-A) (Figura 4, 5 e 6).

1. Entalhe Antegonial (Ag) - Ponto mais alto do entalhe da borda inferior da mandíbula.

2. Espinha nasal anterior (ENA) - O ponto mais anterior da maxila ao nível do palato.

3. Crista Galli (Cg) - Pescoço de Crista galli.

4. Côndilo (Co) - O ponto superior mais posterior do côndilo da mandíbula.

5. Processo jugal (J) - Aspeto medial do processo jugal.

6. Menton (Me) - O ponto mais inferior da sínfise da mandíbula, como visto na projeção lateral da mandíbula.

7. A$_1$ - Bordo incisal central superior.

8. B$_1$ - Bordo incisal central inferior.

9. Gonion (Go) - Ponto do contorno da mandíbula determinado pela bissecção do ângulo formado pelos planos mandibular e ramal.

10. Linha de referência sagital média (MSR) - Verticalmente de Cg através de ANS até à área do queixo.

11. Processo Jugal" (J') - Ponto construído na MSR - Ponto de intersecção da linha MSR com a reta perpendicular traçada de J à linha MSR.

12. Entalhe antegonial" (Ag') - Ponto construído na MSR - Ponto de intersecção da linha MSR com a reta perpendicular traçada de Ag à linha MSR.

Medidas:

Morfologia mandibular

Os triângulos da esquerda para a direita são formados pelas cabeças dos processos condilares ou côndilo (Co), pela incisura antegonial (Ag) e por Menton (Me). Estes são divididos pela linha ANS-Me e comparados.

Comparação volumétrica

São calculados dois volumes a partir da área definida por cada Co-Ag-Me e da intersecção com uma perpendicular do Co-MSR.

Comparação da assimetria maxilo-mandibular

Traçam-se perpendiculares à MSR a partir de J e Ag e linhas de ligação de Cg a J e Ag. Obtêm-se assim 2 pares de triângulos, cada um dos quais é bissectado pela MSR.

Assimetrias lineares

O desvio vertical, bem como a distância linear, é medido a partir da MSR para Co, J, Ag e Me.

Relação maxilo-mandibular

As distâncias são medidas a partir da cúspide vestibular dos primeiros molares superiores ao longo das perpendiculares J.

Linha média da arcada dentária em relação à MSR

O desvio das linhas médias das arcadas superior e inferior para o lado direito foi considerado um sinal positivo e para o lado esquerdo foi considerado um sinal negativo.

Medidas do molde dentário

Foram efectuados moldes superiores e inferiores e preparados modelos de estudo. No molde dentário superior, foram utilizados dois pontos - um no aspeto distal da papila incisiva e o segundo no bordo posterior da rafe perto da fóvea central - para definir a rafe mediana.[22] As medidas foram realizadas com paquímetro digital. Seis variáveis foram mensuradas em cada conjunto de moldes (Figuras 7, 8 e 9).

1. **O overjet do incisivo** foi medido separadamente nos incisivos centrais esquerdo e direito.

2. **O desvio do canino** foi medido como a distância horizontal entre a ponta da cúspide do canino superior e a sua posição normal no espaço entre o canino inferior e o primeiro pré-molar.

3. **A relação do segmento vestibular (BSR)** é semelhante à classificação molar de Angle, mas numa escala contínua, em que a distância horizontal do sulco vestibular do primeiro molar inferior é medida em relação à ponta da cúspide mesiovestibular do primeiro molar superior. Uma relação de Classe I idealizada tem um BSR de 0 mm; às relações de Classe II foi atribuído um valor negativo e às relações de Classe III um valor positivo.[8]

4. **A largura do molar superior** foi medida como a distância transversal da fossa central do 1st molar à rafe mediana.

5. A largura do canino superior foi medida como a distância transversal entre a ponta da cúspide do canino e a rafe mediana.

6. As cordas da arcada são as distâncias em linha reta da papila incisiva interdentária medidas até (A) o aspeto mais distal do canino e (B) o aspeto distobucal do primeiro molar. As cordas foram medidas a partir da linha média até ao canino (do incisivo central até ao canino) e até ao primeiro molar (do incisivo central até ao primeiro molar) em cada um dos quatro quadrantes.

Análise estatística:

Foi calculada a média e o desvio padrão para cada medição.

O teste t de Student para amostras emparelhadas foi utilizado para testar a significância (p= 0,05 ou menos) na diferença entre os lados direito e esquerdo da face e para qualquer diferença de género.

<u>CONCEPÇÃO DO ESTUDO</u>

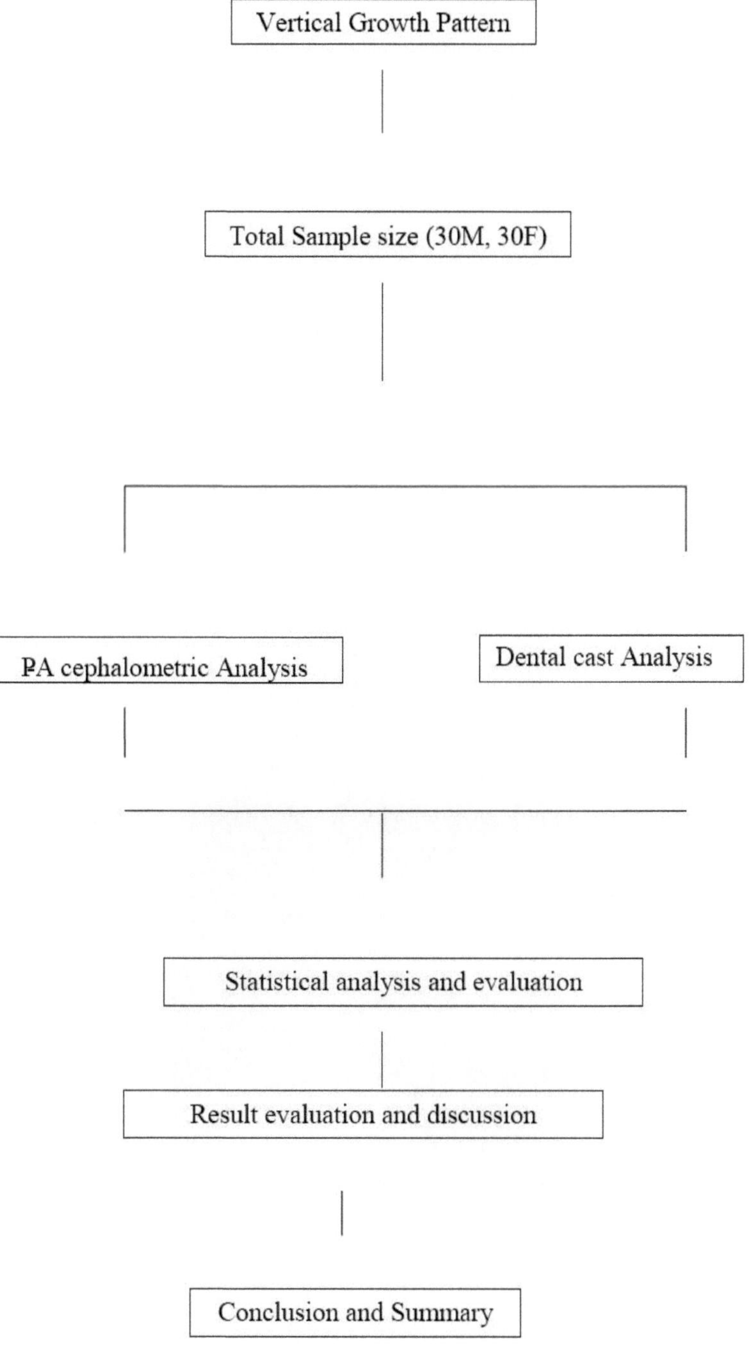

Vertical Growth Pattern
Total Sample size (30M, 30F)
PA cephalometric Analysis
Dental cast Analysis
Statistical analysis and evaluation
Result evaluation and discussion
Conclusion and Summary

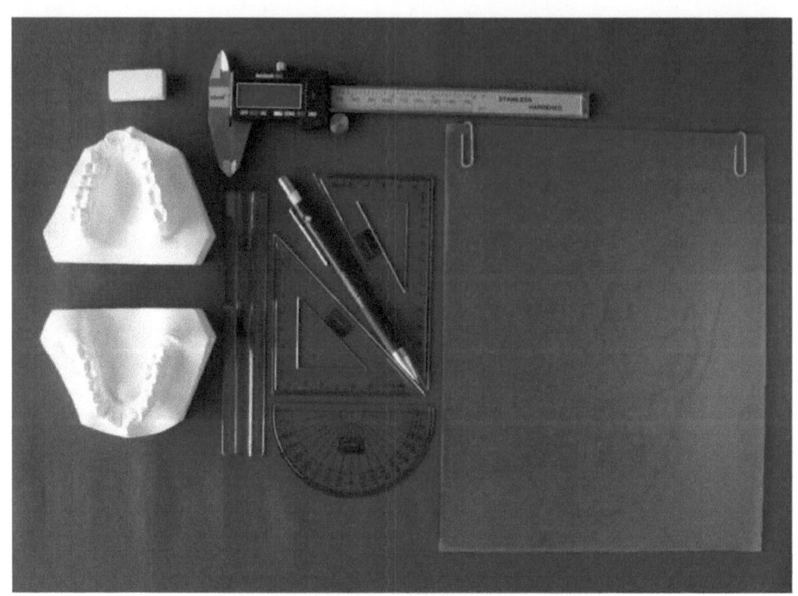

Figura 1. Materiais utilizados no estudo

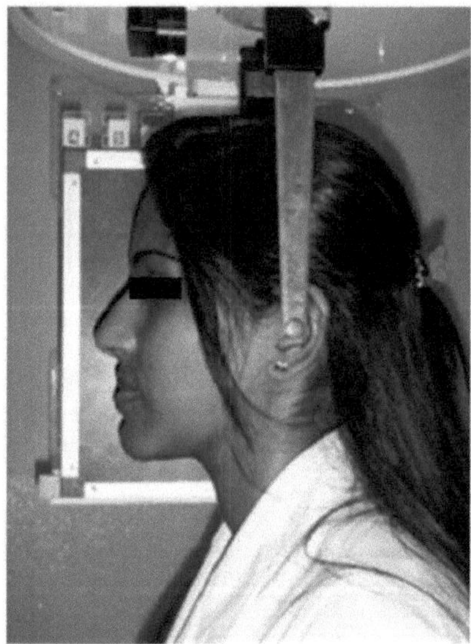

Figura 2. Vista de perfil de um sujeito

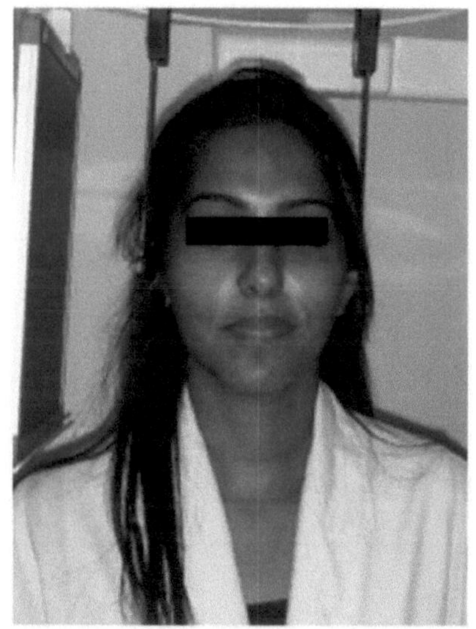

Figura 3. Vista frontal de um indivíduo

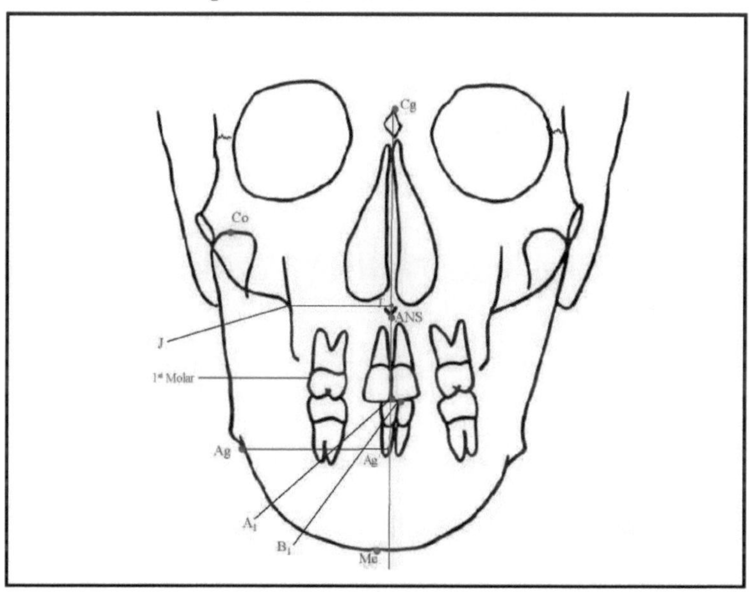

Figura 4. Marcas de terra no cefalograma póstero-anterior (P-A)

- Ag - Entalhe Antegonial

- ANS - Espinha Nasal Anterior

- Cg - Crista Galli

- Co - Condilião

- J - Processo Jagal

- Eu - Menton

- A1 - Bordo incisal central superior

- B1 - Bordo incisal central inferior

- Ag' - Ponto construído na MSR

- J' - Ponto construído na MSR

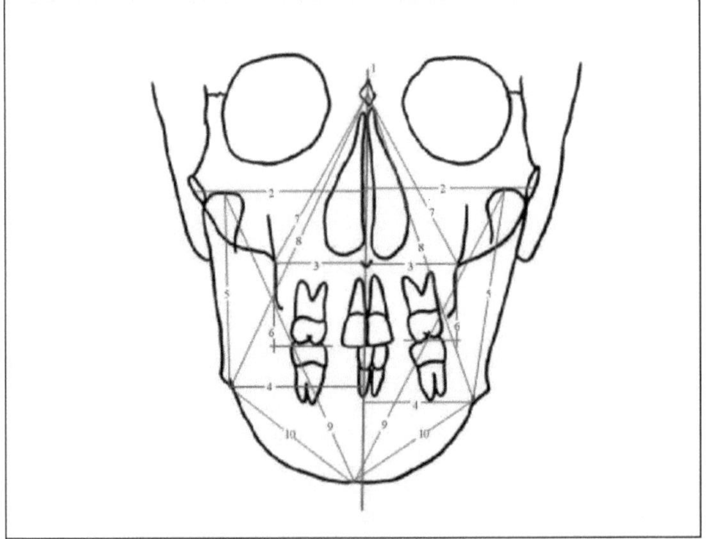

Figura 5. Medidas lineares no cefalograma póstero-anterior (P-A)

1. MSR - Plano médio-sagital de referência

2. Co-MSR - Côndilo - Plano de referência médio-sagital

3. J-MSR - Processo Jugal - Plano de referência médio-sagital

4. Ag-MSR - Entalhe antegonial - Plano de referência médio-sagital

5. Co-Ag - Côndilo - Plano de entalhe antegonial

6. Superfície bucal do 1st molar - J - Superfície bucal do 1st molar - Processo Jugal

7. Cg-J - Crista galli - Plano do processo jugal

8. Cg-Ag - Crista galli - Plano de entalhe antegonial

9. Co-Me - Condylion - Avião de Menton

10.   Ag- Me - Entalhe antegonial - Plano do côndilo

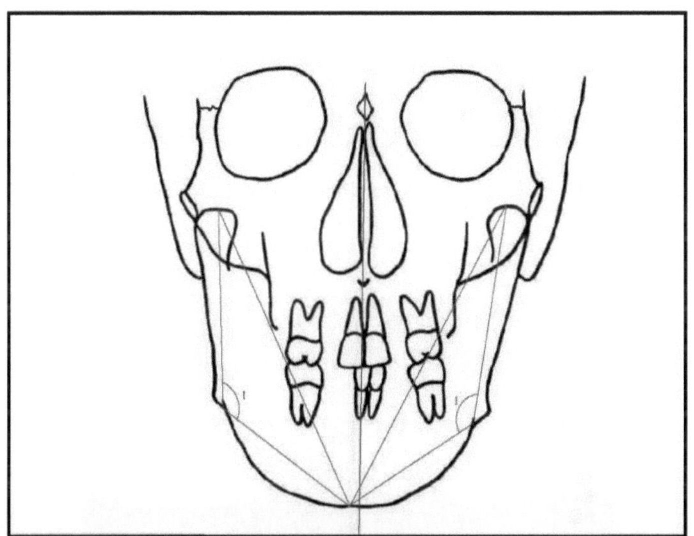

Figura 6. Medida angular no cefalograma póstero-anterior (P-A)

1. Ângulo gonial (Go ang)

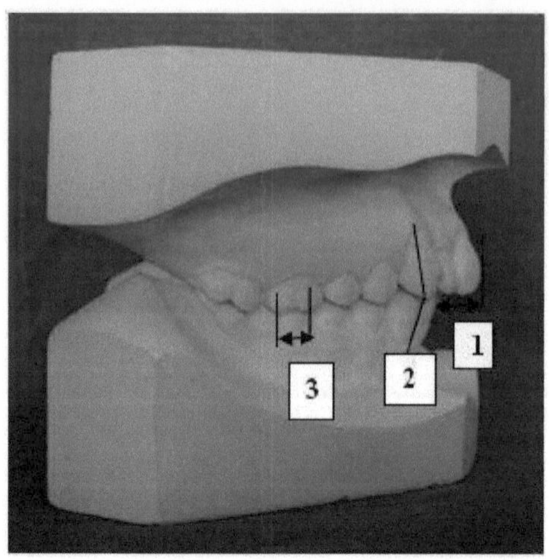

Figura 7. Medição do overjet (1), da discrepância dos caninos (2) e da relação do segmento vestibular (3)

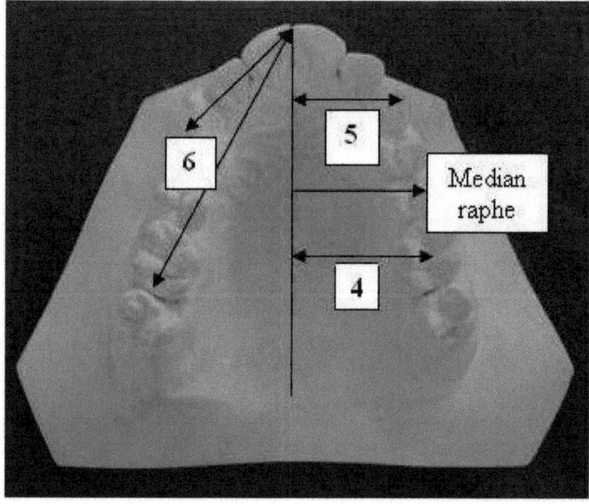

Figura 8. Medição da largura do molar (4), largura do canino (5) e corda da arcada (6)

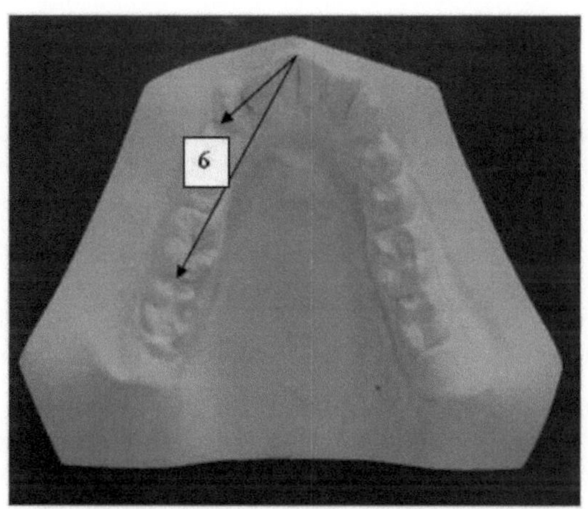

Figura 9. Medição da corda inferior do arco (6)

CAPÍTULO 5. RESULTADOS

O presente estudo foi realizado no Departamento de Ortodontia e Ortopedia Dentofacial do A. B. Shetty Memorial Institute of Dental Sciences, Deralakatte, Mangalore, com o objetivo de determinar e avaliar a extensão da assimetria bilateral esquelética e dentoalveolar em indivíduos de face longa.

Foram seleccionados indivíduos do grupo etário 18-25 anos, de acordo com os critérios de inclusão e os critérios de exclusão. Foram efectuados cefalogramas laterais, cefalogramas frontais e moldes de estudo. Um total de 60 indivíduos (30 do sexo masculino e 30 do sexo feminino) com padrão de crescimento vertical (eixo Y superior a 60° e rácio de Jarabak inferior a 56%) foram considerados para o estudo.

Foram efectuadas 16 medições cefalométricas e 6 medições de gesso dentário para determinar e avaliar a extensão das assimetrias esqueléticas e dentoalveolares bilaterais em indivíduos de face longa.

Foram calculados a média e o desvio padrão para cada medida. O teste t de Student para amostras emparelhadas foi utilizado para testar a significância da diferença entre os lados direito e esquerdo da face e para qualquer diferença de género.

O estudo permitiu obter os seguintes resultados:

ANÁLISE CEFALOMÉTRICA:

Todos os parâmetros revelaram uma dominância do lado direito.

Todos os parâmetros revelaram uma dominância masculina e as diferenças foram estatisticamente significativas.

MORFOLOGIA MANDIBULAR (Quadro 1)

Neste estudo, não foi observada diferença significativa entre os valores do lado direito e do lado esquerdo em relação a Co-Ag e Ag-Me, tanto no sexo masculino quanto no feminino. No entanto, nos homens, os valores de Co-Me e ângulo goníaco apresentaram diferença estatisticamente significativa, mas, nas mulheres, a diferença não foi estatisticamente significativa.

COMPARAÇÃO VOLUMÉTRICA (Quadro 1)

Nos homens, foi observada uma diferença significativa entre os valores do lado direito e do lado esquerdo em relação à Co-MSR, mas nas mulheres a diferença não foi estatisticamente significativa. No entanto, nos homens, o valor de Me-MSR não mostrou diferença significativa, mas nas mulheres, a diferença foi estatisticamente significativa.

COMPARAÇÃO MAXILO-MANDIBULAR DA ASIMETRIA (Quadro 2)

Neste estudo, não foi observada diferença significativa entre os valores do lado direito e do lado esquerdo em relação a Cg-J, Cg-Ag, J-MSR, Ag-MSR, Cg-MSR(J') e Cg- MSR(Ag'), tanto no sexo masculino como no feminino.

ASSIMETRIAS LINEARES (Quadro 2)

No sexo masculino, não foi observada diferença significativa entre os valores do lado direito e do lado esquerdo em relação ao Me-MSR, mas, no sexo feminino, a diferença foi estatisticamente significativa.

RELAÇÃO MAXILO- MANDIBULAR (quadro 3)

1st molar ao processo jugal: Neste estudo não foi observada diferença significativa entre os valores do lado direito e do lado esquerdo em relação ao 1st molar ao processo jugal, tanto no sexo masculino quanto no feminino.

MIDLINE DO ARCO DENTAL EM RELAÇÃO À MSR (Tabela 4)

Linha média superior: Neste estudo, não foi observada qualquer diferença significativa entre os valores do lado direito e do lado esquerdo em relação à linha média superior, tanto no sexo masculino como no feminino.

Linha média inferior: Não foi observada qualquer diferença estatisticamente significativa entre os valores do lado direito e do lado esquerdo nos homens, mas verificou-se que a linha média estava significativamente desviada para o lado direito nas mulheres.

MEDIDAS DO CASTELO DENTAL (Quadro 5)

Neste estudo, não foi observada diferença significativa entre os valores do lado direito e do lado esquerdo em relação ao overjet dos incisivos, desvio dos caninos, relação do segmento vestibular, largura dos caninos superiores e largura dos molares superiores, tanto no sexo masculino como no feminino.

Acordes de arco

Neste estudo, todos os valores das cordas das arcadas sugeriram uma dominância do lado esquerdo, tanto no sexo masculino como no feminino, exceto a corda mandibular 1-3 que sugeriu uma dominância do lado direito.

Não foi observada diferença significativa entre os valores do lado direito e do lado esquerdo em relação à corda Maxilar 1-3 e à corda Mandibular 1-3, tanto no sexo masculino quanto no feminino. No entanto, foi observada uma diferença significativa em relação às cordas 1-6 da maxila e da mandíbula, tanto no sexo masculino como no feminino.

Tabela 1. Morfologia mandibular e comparação volumétrica

Variáveis	Género	N	Lado	Média (mm)	Desvio Std. Desvio	t	p
Co-Ag	M	30	Certo	66.3000	6.64442	-1.076	.291
			Esquerda	65.5000	4.99482		
	F	30	Certo	60.2000	4.99482	-.045	.964
			Esquerda	60.1667	5.73605		
Ag-Me	M	30	Certo	53.1000	3.89828	.636	.529
			Esquerda	53.4333	3.82986		
	F	30	Certo	49.3000	3.37486	1.073	.292
			Esquerda	50.3000	4.20304		
Co-Me	M	30	Certo	105.2667	7.91303	-1.962	0,05 sig
			Esquerda	104.2667	7.42286		
	F	30	Certo	99.5000	7.82459	-.466	.645
			Esquerda	99.2000	6.35935		

	M	30	Certo	124.1333	12.14775	-2.495	0,019 Sig
Ir para a frente			Esquerda	122.7667	12.13625		
	F	30	Certo	128.8000	7.14577	-1.039	.307
			Esquerda	127.8000	6.10483		
	M	30	Certo	54.2667	3.37264	-2.175	0,038 Sig
Co-MSR			Esquerda	53.0667	3.10654		
	F	30	Certo	51.9333	3.64770	-1.194	.242
			Esquerda	50.8333	3.96609		
	M	30	Certo	91.8333	8.04335	-.721	.477
Me-MSR			Esquerda	91.4667	7.18107		
	F	30	Certo	85.3000	8.00496	-2.340	0,026 Sig
			Esquerda	84.4000	7.57764		

*A **diferença média é significativa ao nível de 0,05**

Tabela 2. Comparação maxilo-mandibular e medidas lineares

Variáveis	Género	N	Lado	Média	Std.	t	p
Cg-J	M	30	Certo	72.9000	4.48253	-1.297	.205
			Esquerda	69.8333	12.5919		
	F	30	Certo	70.5667	6.53206	-.602	.552
			Esquerda	70.2000	6.75890		
Cg-Ag	M	30	Certo	116.9333	6.94775	-.728	.473
			Esquerda	116.5667	7.07927		
	F	30	Certo	109.3333	6.42373	.879	.387
			Esquerda	109.7667	5.80537		
J-MSR	M	30	Certo	37.1333	3.94561	.073	.942
			Esquerda	37.1667	3.50451		
	F	30	Certo	35.8500	3.36091	-1.670	.106
			Esquerda	35.1833	2.97253		
Ag-MSR	M	30	Certo	43.3000	7.91398	1.564	.129
			Esquerda	45.6000	2.54070		
	F	30	Certo	42.9500	2.67282	-.731	.471
			Esquerda	41.8333	7.64778		
Cg-MSR(J')	M	30	Certo	66.8333	15.71971	1.383	.177
			Esquerda	67.3667	15.99026		
	F	30	Certo	58.8500	8.34509	1.006	.323
			Esquerda	59.4833	9.13546		

Cg-MSR(Ag')	M	30	Certo	105.8000	15.62580	1.135	.266
			Esquerda	106.4000	15.44423		
	F	30	Certo	100.5333	7.48209	-.204	.840
			Esquerda	100.4000	6.38209		
Me-MSR	M	30	Certo	.9833	1.42927	-1.273	.213
			Esquerda	.5167	.96921		
	F	30	Certo	1.2833	1.57394	-2.478	0,019 sig
			Esquerda	.3667	.80872		

*A diferença média é significativa ao nível de 0,05

Tabela 3. Relação maxilo-mandibular

Variáveis	Género	N	Lado	Média (mm)	Desvio Std. Desvio	t	p
1st Processo molar a jugal	M	30	Certo	25.6667	4.19633	-.337	.738
			Esquerda	25.5000	3.63650		
	F	30	Certo	22.9667	5.08197	-.867	.393
			Esquerda	22.5667	6.08380		

*A diferença média é significativa ao nível de 0,05

Tabela 4. Medição da linha média da arcada dentária

Variáveis	Género	N	Lado	Média (mm)	Desvio Std. Desvio	t	p
Linha média superior	M	30	Certo	.50	.974	-.763	.452
			Esquerda	.73	1.143		
	F	30	Certo	.40	.855	1.262	.217
			Esquerda	.73	.980		
Linha média inferior	M	30	Certo	.63	1.033	1.229	.229
			Esquerda	1.10	1.447		
	F	30	Certo	.97	1.033	2.318	.028 Sig
			Esquerda	.33	.884		

*A diferença média é significativa ao nível de 0,05

Tabela 5. Medidas do molde dentário (medidas da corda)

Variáveis	Género	N	Lado	Média (mm)	Std.	t	p
Incisivo sobrejeção	M	30	Certo	3.8833	2.16430	.047	.963
			Esquerda	3.8667	1.90703		
	F	30	Certo	3.5833	2.55317	1.306	.202
			Esquerda	3.3333	2.47864		

Caninos desvio	M	30	Certo	.0667	3.26352	1.758	.089
			Esquerda	-.3667	3.20811		
	F	30	Certo	-.3500	3.06299	-1.284	.209
			Esquerda	.5667	3.94517		
Segmento bucal	M	30	Certo	-.2667	2.34423	1.922	.064
			Esquerda	-.6000	1.88643		
	F	30	Certo	.5167	1.55632	.354	.726
			Esquerda	.3333	2.02286		
Largura UMolar	M	30	Certo	23.8833	2.16430	.582	.565
			Esquerda	23.7000	2.12376		
	F	30	Certo	22.6000	1.85417	-.048	.962
			Esquerda	22.6167	2.52806		
Largura da UCanina	M	30	Certo	18.2833	2.18807	1.098	.281
			Esquerda	18.1000	2.29091		
	F	30	Certo	16.7833	1.74536	.290	.774
			Esquerda	16.7000	1.83171		
Maxilar- 1-3 acorde	M	30	Certo	23.750	2.2196	-.473	.640
			Esquerda	24.920	1.8760		
	F	30	Certo	23.5667	2.23889	-.337	.738
			Esquerda	23.7000	1.82700		
Acorde mandibular 1-3	M	30	Certo	18.6333	1.78564	1.005	.323
			Esquerda	18.4000	1.52225		
	F	30	Certo	17.9833	1.39261	-.488	.629
			Esquerda	18.1167	1.55743		
Maxilar- 1-6 acordes	M	30	Certo	46.1333	3.48873	- 2.262	.031
			Esquerda	47.1333	3.08202		
	F	30	Certo	45.2500	2.56216	- 2.666	.012
			Esquerda	46.8000	2.29542		
Acorde de Mandiblar-1-6	M	30	Certo	41.500	3.0115	- 2.449	.021
			Esquerda	42.37	2.428		
	F	30	Certo	23.700	1.8270	- 2.714	.011
			Esquerda	23.57	2.239		

*A **diferença média é significativa ao nível de 0,05**

CAPÍTULO 6. DEBATE

As estruturas dentofaciais têm de ser avaliadas em três planos espaciais (sagital, transversal e vertical), o que ajuda a diferenciar entre discrepâncias dentoalveolares e esqueléticas e a avaliar a sua contribuição relativa para a criação da má oclusão. É também essencial para desenvolver um diagnóstico e um plano de tratamento abrangentes.[1]

A maioria dos dados normativos tem-se baseado nos aspectos sagitais das estruturas dentofaciais, com a ênfase atual no diagnóstico ortodôntico obtido a partir de informações das radiografias cefalométricas póstero-anteriores (P-A). No entanto, a avaliação também é necessária na dimensão transversal para uma avaliação dentofacial abrangente.[2]

Os indivíduos de face longa são caracterizados por uma variação de crescimento no plano vertical. O padrão de crescimento vertical inclui altura facial total aumentada, especialmente a altura facial inferior, ângulo do plano mandibular elevado, rotação mandibular no sentido dos ponteiros do relógio, ramo mandibular curto e ângulo goníaco elevado.[5]

Os padrões faciais verticais podem desempenhar um papel importante no crescimento transversal da maxila e da mandíbula.[6]

Assim, este estudo foi planeado e concebido para a avaliação da simetria esquelética e dentária em indivíduos de face longa. Os dados obtidos dar-nos-ão uma visão das relações esqueléticas e dentárias no plano transversal nestes indivíduos.

No presente estudo, foram seleccionados indivíduos do grupo etário 18-25 anos, de acordo com os critérios de inclusão e de exclusão. Foram efectuados um cefalograma lateral, um cefalograma frontal e moldes de estudo. Um total de 60 indivíduos (30 homens e 30 mulheres) com padrão de crescimento vertical (eixo Y superior a 60^0 e rácio de Jarabak inferior a 56%) foram considerados para o estudo.

Os cefalogramas póstero-anteriores foram utilizados para avaliar a assimetria esquelética. A vista PA é uma ferramenta valiosa no estudo das estruturas direita e esquerda, uma vez que estão localizadas a uma distância relativamente igual da película e da fonte de raios X, pelo que o efeito da ampliação desigual pelos raios divergentes é minimizado e a distorção é reduzida. A comparação entre os lados é, portanto, mais precisa, uma vez que as linhas médias da face e da dentição podem ser registadas e avaliadas.[21]

A menor utilização de telerradiografias em AP pode ser atribuída ao fato de os centros de ensino de Ortodontia não enfatizarem a importância da avaliação cefalométrica em AP ou as dificuldades encontradas na realização dessa avaliação. Esses problemas incluem os erros associados à reprodução da postura da cabeça e à identificação de pontos de referência das estruturas que são sobrepostos ou não identificáveis com a má técnica radiográfica, além da preocupação com a exposição adicional à radiação.[22]

Existem muitos tipos de análise póstero-anterior utilizados para a avaliação da assimetria facial, como a análise de Svanholt e Solow (Svanholt e Solow, 1977), a análise de Grayson (Grayaon et al 1983), a análise de Hewitt (Hewitt, 1975) e a análise de Ricketts. Para o presente estudo, foi utilizada a análise de Grummons para a avaliação da assimetria. A análise proposta por Grummons e Kappeyne Van De Cappello (1987) contém uma avaliação quantitativa das dimensões e proporções verticais. Trata-se de uma análise póstero-anterior comparativa e quantitativa. Este tipo de análise fornece um método prático e funcional para determinar a localização e a quantidade de assimetria facial.[9]

No presente estudo foram utilizados os seguintes componentes da análise de Grummon - Morfologia mandibular, Comparação volumétrica, Comparação maxilo-mandibular da assimetria, Avaliação da assimetria linear e Relação maxilo-mandibular.

No presente estudo, foi encontrada uma dominância consistente do lado direito em todas as medições cefalométricas, tanto no sexo masculino como no feminino. Achados semelhantes foram relatados por Haraguchi et al,[15] Shah e Joshi,[7] Peck et al[10] e Oliver G[23] em sua análise de assimetria. Este achado está em contradição com um estudo efectuado por Giovanoli et al[24] , que referiu uma dominância do lado esquerdo.

A dominância do lado direito pode ocorrer naturalmente devido ao desenvolvimento neuroanatómico,[25] pode ser causada por um desequilíbrio no crescimento dos lados direito e esquerdo da face,[11] a lateralidade e a mastigação unilateral foram sugeridas como causas adicionais de assimetria facial.[17]

A comparação entre os lados direito e esquerdo Co-Me, ângulo Go, Co-MSR e Me-MSR mostrou assimetria mandibular e a diferença foi estatisticamente significativa. Este achado está de acordo com os estudos de Rossi M et al,[26] Haraguchi et al[15] e Server TR e Profit[27] , mas está em contradição com os estudos de Shore IL,[28] Shah e Joshi[7] , segundo os quais existe uma tendência para a maxila ser mais assimétrica do que a mandíbula.

Há uma tendência para a mandíbula ser mais assimétrica porque (1) a mandíbula cresce mais do que a maxila e, por isso, é provável que apresente mais desvios e (2) a mandíbula é um aparelho móvel, enquanto a maxila está ligada rigidamente às estruturas esqueléticas adjacentes.[27]

No presente estudo, todos os parâmetros revelaram uma predominância masculina e a diferença foi estatisticamente significativa. Este resultado está de acordo com os estudos de Giovanoli P et al,[24] Farkas LG.[29] Pensa-se que este facto se deve ao maior crescimento da musculatura facial e do crânio dos machos em comparação com as fêmeas.[24]

No presente estudo, verificou-se que a linha média da arcada dentária inferior estava deslocada para o lado direito no sexo feminino. Esse achado está de acordo com um estudo feito por Debra.G et al.[1]

As medições - Cg-J, Cg-Ag, J-MSR, Ag-MSR, Cg-MSR (J') e Cg- MSR (Ag') não revelaram diferenças significativas tanto nos homens como nas mulheres. Estes resultados estão em contradição com um estudo efectuado por Kelvin M Cassidy et al.[22]

Ao comparar a relação maxilo-mandibular, ou seja, a medida linear entre o 1st molar e os processos jugulares, não foi observada diferença estatisticamente significativa entre os valores dos lados direito e esquerdo, tanto no sexo masculino quanto no feminino.

O presente estudo demonstrou que as assimetrias diminuem de magnitude à medida que nos aproximamos da parte superior do esqueleto craniofacial. A região superior da face apresenta assimetrias de menor magnitude, enquanto a região mandibular (região inferior da face) apresenta assimetrias de maior magnitude. Este achado está de acordo com um estudo efectuado por Sumit et al[30] mas é contraditório com um estudo efectuado por Farkas LG[8] segundo o qual a **maior quantidade de assimetria foi observada no terço superior da face.**

No presente estudo foram analisados os modelos de estudo superior e inferior para avaliação das assimetrias dentoalveolares através da medição de 6 parâmetros, à semelhança da análise dentária efectuada por Edward F Harris e Katherine Badford. [18]

No presente estudo, tanto os acordes maxilares quanto os mandibulares 1-6 apresentaram dominância do lado esquerdo, tanto no sexo masculino quanto no feminino. Esse achado está de acordo com um estudo feito por Edward F Harris e Katherine Badford.[18]

No presente estudo, o overjet do incisivo não mostrou diferença estatisticamente significativa entre os valores dos lados direito e esquerdo, tanto no sexo masculino quanto no feminino. Esse achado está de acordo com um estudo realizado por Edward F. Harris e Katherine Badford.[18]

No presente estudo, o desvio do canino e a relação do segmento bucal não mostraram diferença estatisticamente significativa entre os valores dos lados direito e esquerdo, tanto no sexo masculino quanto no feminino. Esses achados estão em contradição com um estudo realizado por Edward F. Harris e Katherine Badford.[18]

No presente estudo, a largura do molar superior e a largura do canino superior não apresentaram diferença estatisticamente significativa entre os valores dos lados direito e esquerdo, tanto no sexo masculino quanto no feminino. Esse achado está de acordo com um estudo realizado por Kelvin M. Cassidy et al.[22]

No presente estudo, a corda 1-3 da maxila e a corda 1-3 da mandíbula não apresentaram diferença estatisticamente significativa entre os valores dos lados direito e esquerdo, tanto no sexo masculino quanto no feminino. Esse achado está de acordo com um estudo realizado por Edward F. Harris e Katherine Badford.[18]

As implicações clínicas do presente estudo são:

Existe uma assimetria significativa no esqueleto facial e nas arcadas dentárias nos indivíduos com face longa e este facto deve ser tido em conta durante o diagnóstico e o planeamento do tratamento.

Poderão ser necessários mais estudos com amostras de grande dimensão que incluam diferentes más oclusões esqueléticas e dentárias em vários grupos raciais para avaliar as assimetrias esqueléticas e dentárias em homens e mulheres de diferentes grupos etários.

CAPÍTULO 7. CONCLUSÃO

O estudo permite tirar as seguintes conclusões:

- Existem variações na simetria facial nos lados direito e esquerdo em indivíduos de face longa.

- A mandíbula é mais assimétrica do que a maxila.

- Foi encontrada uma dominância consistente do lado direito em todas as medidas cefalométricas mandibulares, tanto no sexo masculino como no feminino.

- Todos os parâmetros revelam uma dominância masculina.

- A linha média da arcada dentária inferior está deslocada para o lado direito nas mulheres.

- A assimetria dentoalveolar existe em indivíduos de face longa.

- Os acordes maxilares e mandibulares 1-6 apresentaram dominância do lado esquerdo tanto no sexo masculino como no feminino.

CAPÍTULO 8. RESUMO

As estruturas dentofaciais têm de ser avaliadas em três planos espaciais (sagital, transversal e vertical), o que ajuda a diferenciar entre discrepâncias dentoalveolares e esqueléticas e a avaliar a sua contribuição relativa para a criação da má oclusão. É também essencial para desenvolver um diagnóstico e um plano de tratamento abrangentes.[1]

A maioria dos dados normativos tem-se baseado nos aspectos sagitais das estruturas dentofaciais, com a ênfase atual no diagnóstico ortodôntico, e a informação é obtida a partir das radiografias cefalométricas póstero-anteriores (P-A). No entanto, também é necessária uma avaliação na dimensão transversal para uma avaliação dentofacial abrangente.[2]

Os indivíduos de face longa são caracterizados por uma variação de crescimento no plano vertical. O padrão de crescimento vertical inclui altura facial total aumentada, especialmente a altura facial inferior, ângulo do plano mandibular elevado, rotação mandibular no sentido dos ponteiros do relógio, ramo mandibular curto e ângulo goníaco elevado.[5]

Os padrões faciais verticais podem desempenhar um papel importante no crescimento transversal da maxila e da mandíbula.[6]

Assim, este estudo foi planeado e concebido para a avaliação da simetria esquelética e dentária em indivíduos de face longa. Os dados obtidos dar-nos-ão uma visão das relações esqueléticas e dentárias no plano transversal nestes indivíduos.

O presente estudo foi realizado no Departamento de Ortodontia e Ortopedia Dentofacial do A. B. Shetty Memorial Institute of Dental Sciences, Deralakatte, Mangalore, com o objetivo de determinar e avaliar a extensão da assimetria bilateral esquelética e dentoalveolar em indivíduos de face longa.

Foram seleccionados indivíduos com idades compreendidas entre os 18 e os 25 anos, de acordo com os critérios de inclusão e os critérios de exclusão. Foram efectuados cefalogramas laterais, cefalogramas frontais e moldes de estudo. Um total de 60 indivíduos (30 homens e 30 mulheres) com padrão de crescimento vertical (eixo Y superior a 60° e rácio Jaraback inferior a 56%) foram considerados para o estudo.

Foram efectuadas 16 medições cefalométricas e 6 medições de gesso dentário para determinar e avaliar a extensão das assimetrias esqueléticas e dentoalveolares bilaterais em indivíduos de face longa.

Foram calculados a média e o desvio padrão para cada medida. O teste t de Student para amostras emparelhadas foi utilizado para testar a significância da diferença entre os lados direito e esquerdo da face e para qualquer diferença de género.

O estudo permitiu obter os seguintes resultados:

- Existem variações na simetria facial nos lados direito e esquerdo em indivíduos de face longa.

- A mandíbula é mais assimétrica do que a maxila.

- Foi encontrada uma dominância consistente do lado direito em todas as medidas cefalométricas mandibulares, tanto no sexo masculino como no feminino.

- Todos os parâmetros revelam uma dominância masculina.

- A linha média da arcada dentária inferior está deslocada para o lado direito nas mulheres.

- A assimetria dentoalveolar existe em indivíduos de face longa.

- Os acordes maxilares e mandibulares 1-6 apresentaram dominância do lado esquerdo tanto no sexo masculino como no feminino.

BIBLIOGRAFIA

1. Debra.G. Alavi, Ellen A. BeGole e Bernard J. Schneider. Assimetria facial e dentária na má oclusão de subdivisão de Classe II. Am J Orthod 1988; 93:38-46.

2. Stephen F. Snodell, Ram Nanda e Frans Currier. A Longitudinal Cephalomeric study of transverse and vertical craniofacial growth (Um estudo cefalomérico longitudinal do crescimento craniofacial transversal e vertical). Am J Orthod Dentofacial Orthop 1993; 104:471-483.

3. Ferris HC. Discussão do artigo do Dr. G. V. I. Brown. Dent Cosmos 1914; 56:218.

4. Herold JS. Expansão maxilar: Um estudo retrospetivo de três métodos de expansão e as suas sequelas a longo prazo. Br J Orthod 1989; 16:195-200.

5. Guilherme Janson, Roberto Bombonatti, Karina Santana Cruz, Cristina Yuka Hassunuma e Marinho Del Santo. Inclinação vestibulolingual dos dentes posteriores em indivíduos com diferentes padrões faciais. Am J Orthod Dentofacial Orthop 2004; 125:316-22.

6. Dawn M. Wagner e Chun-Hsi Chung. Crescimento transversal da maxila e da mandíbula em raparigas não tratadas com ângulos MP-SN baixos, médios e altos: Um estudo longitudinal. Am J Orthod Dentofacial Orthop 2005; 128:716-723.

7. Shah SM. Joshi MR. Uma avaliação da assimetria no complexo craniofacial normal. Angle Orthod 1978; 48(2):141-48.

8. Farkas LG, Cheung Gwynne. Facial asymmetry in Healthy North American Caucasians (Assimetria facial em caucasianos norte-americanos saudáveis). Angle Orthod 1981; 51:76-78.

9. Grummons DC, Kappeyne. Uma análise da assimetria frontal. J Clinical Orthod 1987; 21: 448 - 65.

10. Peck, Leena Peck, Matti Kataja. Assimetria esquelética em faces esteticamente agradáveis Sheldon. Angle Orthod 1991; No. 1: 43 - 48.

11. Melnik AK. Um estudo cefalométrico da assimetria mandibular numa amostra de crianças em

crescimento seguidas longitudinalmente. Am J Orthod Dentofacial Orthop 1992; 101: 3 55-66.

12. Ferrario VF, S Forza C, Mi am A, Tartaglia G. Morfometria craniofacial através de avaliações fotográficas. Am J Orthod Dentofacial Orthop 1993; 103:327-37.

13. Paul W Major, Donald E Johnson, Karen L Hesse, Kenneth E glover. Erro de identificação de pontos de referência na cefalometria anterior posterior. Angle Orthod 1994; 64: 447- 45.

14. Virgiliof, Ferrario, ChiarellaSforza, CarloE.Poggio, Gianluca, Tartaglia. Distância da simetria. Uma avaliação tridimensional da assimetria facial. Associação Americana de Cirurgia Oral e Maxilofacial 1994; 52:1126-1132.

15. Seiji Haraguch. Kenji Takada, Yoshitaka Yasuda. Assimetria facial em indivíduos com deformidade esquelética de classe III. Angle Orthod 2002; 72: 28-35.

16. Raymond Edler, David Wertheim, Darrel Greenhill. Comparação de medições radiográficas da assimetria mandibular. Am J Orthod e Dentofacial Orthop 2003; 123: 167-74.

17. Wu-chulSong,Ki-Seok Koh,Sang-Hyun Kim,kyung- Seok Hu,Hee-Jin Kim,Jung-Cheol Park e Byoung-Young Choi. Horizontal angular asymmetry of the face in Korean young adults with reference to the Eye and Mouth. J oral maxillofac Surg 2007; 65:2164-2168.

18. Edward F Harris; Katherines Bodford. Assimetria bilateral na relação dentária de pacientes ortodônticos. Angle Orthod 2007; 77(5):779-786.

19. Kuramae,Magnani,Boeck,Lucato. Análise cefalométrica de Jarabak em pacientes negros brasileiros. Braz Dent J 2007; 18(3):258-262.

20. Matthew Forster C, Elaine Sunga e Chun-Hsi Chung. Relação entre a largura da arcada dentária e a morfologia facial vertical em adultos não tratados. Eur J Orthod 2008; 30:288-294.

21. Samir E.Bishara, Pauls.Burkey, JohnG.Kharouf. Assimetrias dentárias e faciais: Uma revisão. Angle Orthod 1994; 64(2):89-98.

22. Kelvin M. Cassidy, Edward F. Harris, Elizabeth A. Tolley, Robert Keim. Influência genética

na forma da arcada dentária em pacientes ortodônticos. Angle Orthod 1998;68(50):445-454.

23.   Oliver G, Sringfield,II Charles C Thomas. Practical Anthropology. 196; pp 43-49.

24.   Giovanoli P, Tzou CHJ, Ploner M. Three dimensional video analyses of facial movements in health volunteers (Análise de vídeo tridimensional dos movimentos faciais em voluntários saudáveis). Br J Plast Surg 2003; 56:644.

25.   Woo TL. On the asymmetry of the human skull (Sobre a assimetria do crânio humano). Biometrika 1931; 22:324.

26.   RossiM, Ribeiro E, Smith R. Assimetria craniofacial no desenvolvimento: Um estudo anatómico. Angle orthod 2003; 73:381.

27.   Severt TR, Proffit WR. A prevalência de assimetria facial na população com deformidades dentoalveolares na Universidade da Carolina do Norte. Int J Orthod Orhognath Surg 1997; 171:12.

28.   Shore IL. Um estudo cefalométrico da assimetria facial (Tese de Mestrado) Universidade de Pittsburg, 1959.

29.   Farkas LG. Anthropometry of the head and face. New York, NY: Raven Press; 1994:103-111.

30.   Dr. Sumit Geol, Dr. Anand Ambekr, Dr. Milind Darda, Dr. Sourabh Sonar. Uma avaliação da assimetria facial na população de Karnataka. J Ind Orthod Soc 2003; 36:30-38.

Anexo

LISTA DE ABREVIATURAS

Ag-Me	Antegonial Notch to Menton
Ag-MSR	Antegonial notch - Mid sagittal reference line
Cg-Ag	Crista galli to Antegonial notch
Cg-J	Crista galli to jugal process
Cg-MSR(Ag')	Crista galli - Mid sagittal reference line (Antegonial notch')
Cg-MSR(J')	Crista galli - Mid sagittal reference line (Jugular')
Co-Ag	Condylion to Antigonial notch
Co-Me	Condylion to Menton
Co-MSR	Condylion to Mid sagittal reference line
Go Angle	Gonial angle
J-MSR	Jugal process - Mid sagittal reference line
Me-MSR	Menton-Mid sagittal reference line

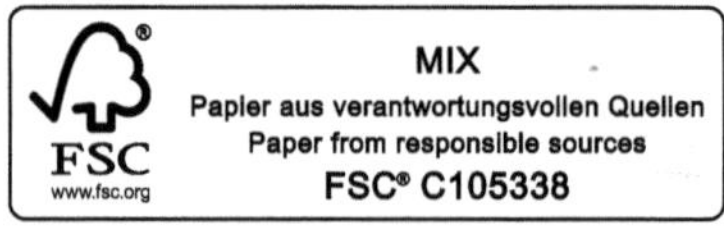

Printed by Books on Demand GmbH, Norderstedt / Germany